U0376954

本书配套视频将帮助
读者更好地掌握操作要点

　　请使用微信扫码，按照提示注册后观看超声视频。

　　此二维码为单书单码，只可绑定一位用户。注册后，扫内文中的二维码可观看对应视频。

扫码注册后，该书不能退回。

超声引导下
外周神经阻滞与解剖

主编 张晗 王仿

世界图书出版公司

西安 北京 广州 上海

图书在版编目（CIP）数据

超声引导下外周神经阻滞与解剖/张晗，王仿主编. —西安：世界图书出版西安有限公司，2021.10
ISBN 978 - 7 - 5192 - 9029 - 0

Ⅰ. ①超… Ⅱ. ①张… ②王… Ⅲ. ①超声应用—区域阻滞麻醉 Ⅳ. ①R614.3

中国版本图书馆 CIP 数据核字（2021）第 205752 号

书　　　名	超声引导下外周神经阻滞与解剖
	CHAOSHENG YINDAOXIA WAIZHOU SHENJING ZUZHI YU JIEPOU
主　　编	张　晗　王　仿
责任编辑	岳姝婷
装帧设计	绝色设计
出版发行	世界图书出版西安有限公司
地　　址	西安市锦业路 1 号都市之门 C 座
邮　　编	710065
电　　话	029 - 87214941　029 - 87233647（市场营销部）
	029 - 87234767（总编室）
网　　址	http://www.wpcxa.com
邮　　箱	xast@wpcxa.com
经　　销	新华书店
印　　刷	西安雁展印务有限公司
开　　本	787mm×1092mm　1/50
印　　张	2.4
字　　数	60 千字
版次印次	2021 年 10 月第 1 版　2021 年 10 月第 1 次印刷
国际书号	ISBN 978 - 7 - 5192 - 9029 - 0
定　　价	68.00 元

医学投稿　xastyx@163.com ‖ 029 - 87279745　029 - 87279675
（如有印装错误，请寄回本公司更换）

序一

现代麻醉技术的发展，使许多复杂的外科手术成为可能。而麻醉新技术的推广，使麻醉并发症明显减少，大大提高了围手术期的医疗质量和医疗安全性。神经阻滞麻醉具有对机体影响小、术后镇痛良好、患者术后恢复快及节省医疗费用的优点，但由于传统方法会导致阻滞不全、局麻药中毒及患者紧张难以配合等问题，神经阻滞的发展历经艰难。

近年来，现代超声技术成为很多临床学科突破的"利器"，麻醉学也不例外，超声已成为麻醉科医生至关重要的"第三只眼"。超声引导下外周神经阻滞，可实时观察目标神经及其周围结构、穿刺针的行进路线、局麻药的扩散情况，实现了神经阻滞的可视化，明显提高了麻醉操作的精准性和安全性，避免了传统操作反复穿刺给患者带来的痛苦。

西安市红会医院作为一家以骨科为特色的三级

甲等综合性公立医院，具有 105 年的建院历史，为全国三大骨科中心之一，年手术量达 5 万余例。我科于 2008 年开展了神经刺激器引导下外周神经阻滞技术，2014 年开展了超声引导下外周神经阻滞技术，积累了丰富的临床实践经验。由于师资力量雄厚，自 2016 年我科成为中华医学会"区域麻醉"培训基地以来，已开办超声引导下外周区域阻滞培训班 10 余期，获得了省内外学员的一致好评。

为了能够帮助大家提高对超声引导下区域阻滞这项新技术的掌握能力，我们编写了《超声引导下外周神经阻滞与解剖》，汇集了我们近 5 年来 10 万余例神经阻滞病例的精华，以视频、图片、文字相结合的方式分享了我们的临床经验。希望通过此书使广大麻醉同道受益，为患者提供更优质、安全的医疗服务。本书历时 3 年，经我科多位专家的共同努力，终成大集，但难免有疏漏之处，敬请各位同道不吝赐教。

王　仿

西安市红会医院麻醉科主任

2021 年 9 月

序二

近年来，区域阻滞麻醉得到了积极地普及和推广，而超声是促进其飞速发展的重要因素之一。在临床工作中，我们深刻地感受到，了解神经的相关解剖知识是做好区域阻滞麻醉的关键。因此，我们以图文结合的方式介绍了在超声引导下区域阻滞麻醉的操作要点，希望帮助读者能够在超声下更好地认识神经的形态与解剖。

这些外周神经的超声图谱是我们科在日常工作中收集汇总的经典病例，具有一定的代表性。结合高清的超声图像与冰鲜标本的解剖图，让超声图像变得更容易理解，可以帮助大家更快地掌握超声引导下外周神经阻滞这门技术。

因时间有限，书中难免存在瑕疵，还请各位同道批评指正。

张　晗

西安市红会医院麻醉科副主任医师

2021 年 9 月

目录

第 1 章

肌间沟臂丛神经阻滞

概　述

　　臂丛神经由颈 5 ~ 8（$C_{5~8}$）和胸 1（T_1）神经根的前支组成，走行于前、中斜角肌间隙内，$C_{5~6}$合成上干，C_7单独为中干，C_8和T_1合成为下干（图 1.1）。在超声引导下行肌间沟入路臂丛神经阻滞时，超声图像上可见臂丛神经的上干和中干，由于锁骨的遮挡，我们很难在肌间沟用超声扫到臂丛神经的下干。

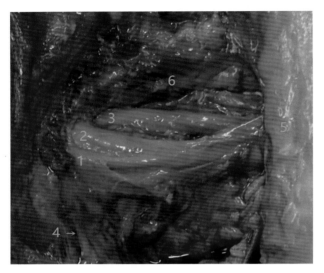

图1.1 1：C₅神经根；2：C₆神经根；3：C₅神经根；4：颈浅神经；5：锁骨；6：前斜角肌。注：胸锁乳突肌已切断

适应证

肌间沟入路臂丛神经阻滞适用于肩部、锁骨及上肢手术。

操作方法

患者仰卧位头转向对侧。

线阵探头位置：平行于锁骨，在锁骨上方 $2\sim3\,cm$（$C_{6/7}$水平），采用平面内入路，从外侧进针（图1.2）。

局麻药推荐剂量：0.4% 罗哌卡因 $15\sim20\,mL$。

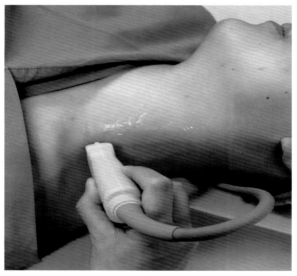

图1.2　探头位置

在超声图像上识别颈动静脉外侧的前、中斜角肌，在前、中斜角肌之间可以看见斜行排列的圆形低回声结构，即臂丛神经（图 1.3）。

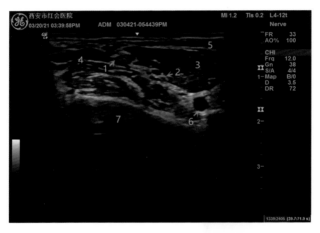

图 1.3　1：臂丛神经上干；2：臂丛神经中干；3：前斜角肌；4：中斜角肌；5：胸锁乳突肌；6：椎旁动脉；7：C₇ 椎体

扫一扫，看视频

颈浅丛神经阻滞

枕小神经、耳大神经、颈横神经及锁骨上神经，绕过胸锁乳突肌后缘中点上下走向浅处（图1.4）。锁骨上神经：由 C_3、C_4 分支组成，向外下走行，在胸锁乳突肌后缘中点附近进入颈后三角，在颈深筋膜的深面下行，分成内、中、外三支，分别走向锁骨的内、中、外侧，三支分别分布于颈前下部内侧份、中份及外侧份皮肤，外达肩部，内侧下达第二肋间隙，与 T_2 分布区相接。

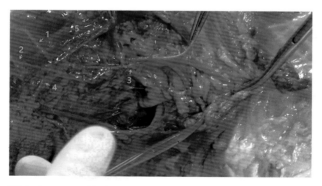

图1.4 1：颈横神经；2：耳大神经；3：锁骨上神经；4：枕小神经；5：胸锁乳突肌

适应证

颈浅神经丛阻滞适用于颈部手术,联合肌间沟臂丛神经阻滞满足肩部及锁骨手术需要。

操作方法

患者仰卧位头转向对侧,将线阵探头放置于 C_4 水平、胸锁乳突肌后外侧缘,在颈深筋膜浅层注射局麻药(图 1.5)。对于肩部或锁骨区的手术,我们只需要阻滞臂丛神经和锁骨上神经。把探头放置于 $C_5 \sim C_6$ 水平,寻找锁骨上神经,在胸锁乳突肌后外侧缘及颈深筋膜浅层可见较高回声的蜂窝状结构(图 1.6),即锁骨上神经。

局麻药推荐用量:0.3% 罗哌卡因 5mL。

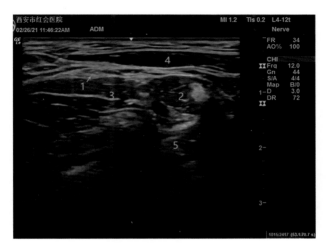

图 1.5　1：颈浅神经；2：前斜角肌；3：中斜角肌；4：胸锁乳突肌；5：胸锁乳突肌。注：探头位置在 C_4 椎体水平

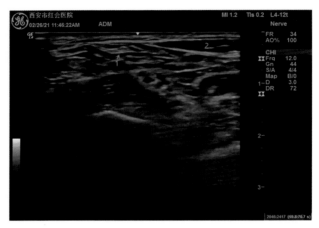

图 1.6 1：锁骨上神经；2：胸锁乳突肌。注：可以看到锁骨上神经已经穿出颈深筋膜，探头位置在 C_6 水平

第 2 章

锁骨上及锁骨下臂丛神经阻滞

锁骨上入路

概　述

臂丛神经出斜角肌间隙后向外下行，大约在锁骨中点深处越过第一肋。在锁骨中点上方，臂丛神经浅且集中，此处臂丛神经一般位于锁骨下动脉外侧（图 2.1），明确锁骨下动脉、第一肋及胸膜的位置在穿刺过程中非常重要。

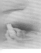

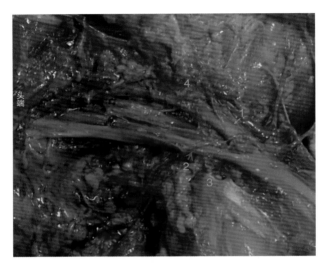

图2.1　1：锁骨下动脉；2：臂丛神经；3：肩锁关节；
4：锁骨断端(胸骨端)。注：锁骨已被截断并去除

适应证

适用于上肢的手术。

操作方法

患者仰卧位头转向对侧，肩下可垫高以便
于操作。

将线阵探头紧贴于锁骨上方，于锁骨上窝处向尾侧倾斜，指向第一肋（图 2.2）。找到解剖标志——锁骨下动脉。

在超声图像可以看到锁骨下动脉外侧高回声蜂窝状结构，即臂丛神经（图 2.3）。

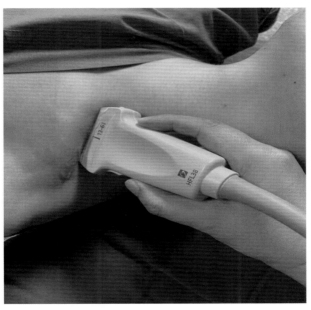

图 2.2　探头位置

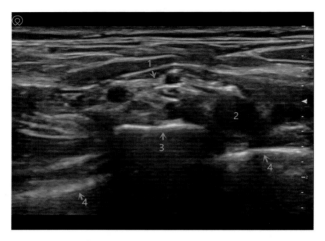

图 2.3 1：臂丛神经；2：锁骨下动脉；3：第一肋；4：胸膜

局麻药推荐用量：0.4% 罗哌卡因 15~20mL。

扫一扫，看视频

锁骨下入路

概　述

　　臂丛神经的上干、中干和下干在锁骨下方汇集成束，与腋动脉伴行，围绕腋动脉呈"U"形分布。依据各束与腋动脉的相对位置关系，分为外侧束、内侧束和后束，它们大多数情况下分别位于腋动脉的9点、3点和6点钟方向。这3束随后分支，合并形成了臂丛的5个主要终支。①外侧束：外侧束通常在腋窝顶发出分支，形成肌皮神经，之后与部分内侧束共同形成正中神经。②内侧束：尺神经是内侧束的主要延续，余下的内侧束部分加入外侧束终支后共同形成正中神经。内侧束通常在腋窝顶发出两个分支，形成臂内侧皮神经和前臂内侧皮神经。③后束：后束在近腋窝处分为腋神经和桡神经两个主要分支（图2.4）。

　　后束被腋动脉遮挡，将外侧束向内侧牵开后，可看到位于动脉后方的臂丛神经后束（图2.5）。

适应证

适用于上臂、肘关节、前臂及手部的手术。相对于肌间沟、锁骨上、腋路的臂丛神经阻滞，其优势在于阻滞全面，留置导管用于术后镇痛，导管不易移位。在使用锁骨下入路的臂丛神经阻滞时，操作有一定难度。

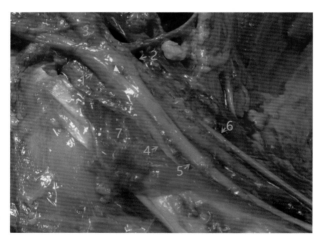

图2.4　1：外侧束；2：内侧束；3：腋动脉；4：肌皮神经（外侧束的分支）；5：正中神经（外侧束分支）；6：尺神经（内侧束分支）；7：肱二头肌。注：胸大肌和胸小肌已被切断，黄色三角提示内侧束的一部分与外侧束吻合

操作方法

体位：患者仰卧位，双臂自然放置体侧。

探头位置：将探头垂直放置于喙突旁锁骨下缘（图 2.6）。

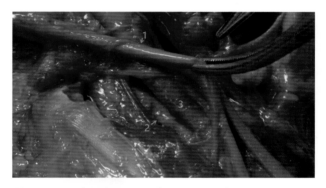

图 2.5　1：外侧束；2：后束；3：腋动脉

解剖标志：腋动脉，在腋动脉周围大约 3、6、9 点钟方向可见的蜂窝状高回声结构，即臂丛神经的内侧束、后束和外侧束（图 2.7）。锁骨下臂丛神经阻滞时常用平面内技术从头端向尾端进针，也可用平面外技术（易进针过深而损伤胸膜）。

局麻药推荐剂量：0.4% 罗哌卡因 20mL。

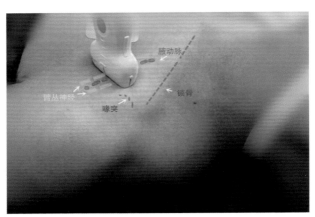

图 2.6　探头位置

扫一扫，看视频

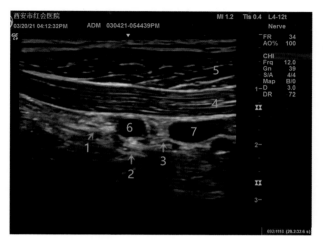

图2.7　1：外侧束；2：后束；3：内侧束；4：胸小肌；
5：胸大肌；6：腋动脉；7：腋静脉

第 3 章

腋路臂丛神经阻滞

概　述

腋窝是位于上臂内侧和胸壁外侧之间的一个金字塔样结构。神经血管束上起第一肋外缘，从腋窝顶穿过腋窝下达肘部。腋窝内含腋动脉、腋静脉及臂丛神经的各主要分支。臂丛神经的各束(外侧束、内侧束、后束)伴随腋动脉下行，在腋窝处分成多个神经分支：正中神经、桡神经、尺神经、肌皮神经、腋神经、臂内侧皮神经及前臂内侧皮神经(图 3.1)。

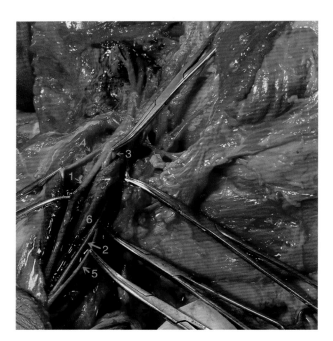

图3.1 1：正中神经；2：尺神经；3：后侧束（桡神经是其主要分支）；4：肌皮神经；5：前臂内侧皮神经；6：腋动脉。注：桡神经在腋动脉后方，被遮挡

　　正中神经来自内侧束和外侧束，伴行于腋动脉，支配掌心、大鱼际、桡侧三个半手指的掌侧皮肤感觉。尺神经是内侧束的延续，同前

臂内侧皮神经一起走行于腋动脉内侧，支配尺侧一个半手指及小鱼际的皮肤。桡神经是臂丛后束的延续，走行于腋动脉的后方，支配上臂和前臂后面皮肤的感觉，以及手背虎口区及桡侧三个半手指背侧的感觉。除了上述三支支配手部的分支外，还有来自后束的腋神经，支配肩部和部分臂后部的皮肤。来自外侧束的肌皮神经，穿入喙肱肌后，下行于肱二头肌和肱肌之间，肌皮神经的终末支前臂外侧皮神经支配前臂外侧的皮肤。来自内侧束的臂内侧皮神经支配前臂内侧皮肤感觉；来自第二肋间神经的肋间臂神经和臂内侧皮神经一起支配上臂内侧皮肤感觉。除腋神经和肌皮神经在较高的位置从臂丛外侧束和后束分出，其余的几支神经均包绕腋动脉分布。

操作方法

患者取仰卧位，手臂外展，屈肘 90° 并外旋。使用线阵高频探头（图 3.2）。

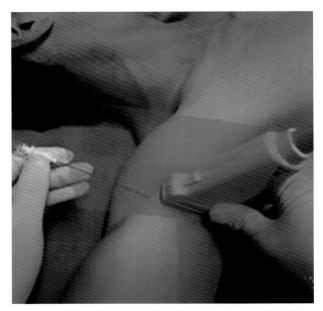

图 3.2 探头位置

　　探头位置：超声探头取横轴位紧贴于腋窝。选择超声深度（1～3cm）。

　　找到解剖标志：腋动脉，臂丛神经围绕于腋动脉周围呈蜂窝状低回声结构，正中神经一般位于腋动脉 9 至 12 点钟方向，尺神经一般位于 12 至 3 点钟方向，桡神经一般位于动脉的 3

至6点钟方向（图3.3）。肌皮神经是肱二头肌与喙肱肌之间的蜂窝状高回声组织。穿刺路径一般选用平面内技术由外侧进针，阻滞正中神经、尺神经、桡神经、肌皮神经。

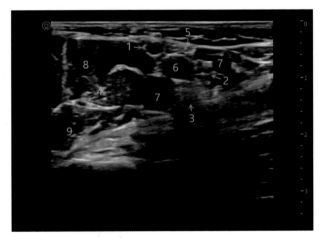

图3.3　1：正中神经；2：尺神经；3：桡神经；4：肌皮神经；5：前臂内侧皮神经；6：腋动脉；7：腋静脉；8：肱二头肌；9：喙肱肌

局麻药推荐用量：0.4% 罗哌卡因 20 ~
30mL。

扫一扫，看视频

第4章

股神经及股外侧皮神经阻滞

股神经阻滞

概　述

　　股神经阻滞是一种常用的麻醉方式，一般适用于大腿前部及膝部手术。常与坐骨神经联合阻滞用于下肢麻醉。股神经由腰神经根 2 ~ 4（L_2 ~ L_4）的前支形成，穿过腰大肌下外侧缘的纤维，然后在腰大肌和髂肌之间下降。在腹股沟韧带水平处，股神经位于股动脉稍外侧，髂筋膜深层，髂腰肌浅层（图 4.1）。

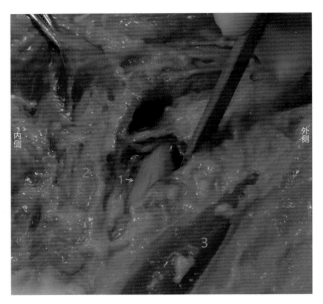

图 4.1　1：股神经；2：股动脉；3：缝匠肌

　　患者处于仰卧位，探头放置于腹股沟处。我们可以在股动脉外侧、髂腰肌的浅层看到一个高回声的条索状结构，即股神经(图 4.2)。

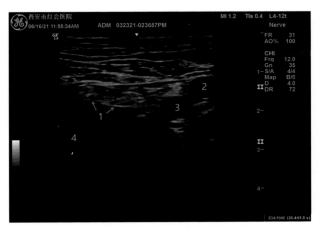

图4.2 1：股神经；2：股动脉；3：股深动脉；4：髂腰肌。注：可以看到股神经分为前、后股

　　股神经经过腹股沟韧带下方后，分为前（浅）股和后（深）股，支配大腿前、内侧，膝关节和髋关节，以及腿和脚内侧的肌肉和皮肤。在冰鲜标本上切断缝匠肌后可以清楚地看到股神经的分支（图4.3）。

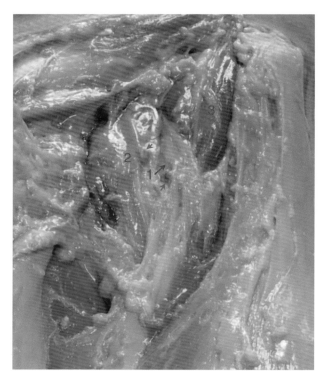

图4.3 1：股神经多个分支；2：股动脉；3：髂腰肌；4：股直肌；5：长收肌。红色箭头：旋股外侧动脉（已切断）

　　股三角指股前面上部的区域，上界是腹股

沟韧带，缝匠肌的内侧缘和大收肌的内侧缘分别构成了股三角的外侧缘和内侧缘，缝匠肌的内侧缘与大收肌内侧缘的相交点是股三角的顶点，由此延续收肌管。

把探头放置于股三角的位置时，我们可以看到下面的超声图像（图4.4）。

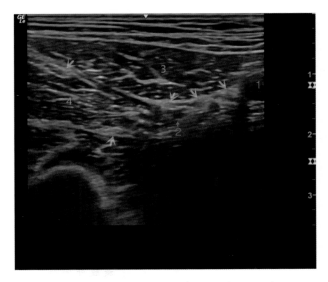

图4.4　1：股动脉；2：旋股外侧动脉；3：缝匠肌；4：股直肌。黄色箭头：股神经分支。注：探头放置于股三角中段水平

操作方法

患者取仰卧位，使用高频探头，将探头平行放置于腹股沟下方或上方均可（图4.5）。

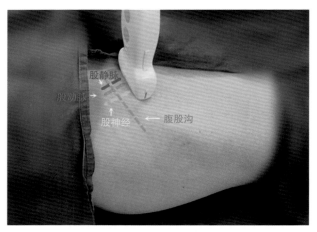

图4.5 探头位置

找到解剖标志：股动脉、髂腰肌。在股动脉外侧可见长椭圆形高回声蜂窝状结构，即股神经（图4.6）。

局麻药推荐剂量：0.4%罗哌卡因20～30mL。

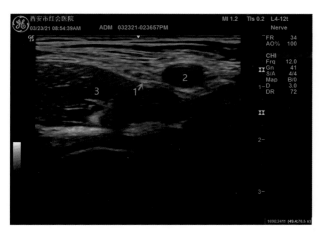

图4.6　1：股神经；2：股动脉；3：髂腰肌。注：探头放置于腹股沟韧带上方

扫一扫，看视频

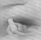

股外侧皮神经阻滞

概　述

股外侧皮神经起源于 $L_2 \sim L_3$，主要支配大腿的前外侧区域，可能有 2 ~ 5 个分支。由髂前上棘内侧经过腹股沟韧带下方进入大腿。

适应证

为大腿前外侧提供镇痛。

操作方法

患者取仰卧位，探头可以放置于髂前上棘内下方(图 4.7)。找到解剖标志：髂前上棘、缝匠肌，在髂前上棘内下方 1 ~ 2cm 处可见一个小的高回声结构，即股外侧皮神经(图 4.8)。

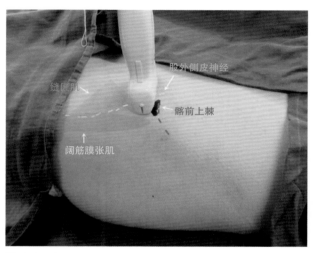

图 4.7　探头位置

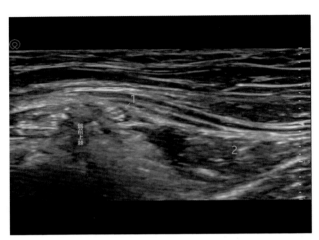

髂前上棘

图 4.8 1：股外侧皮神经；2：缝匠肌

股外侧皮神经穿出腹股沟韧带后，走行于阔筋膜张肌与缝匠肌之间，并发出多个分支，有肌支进入阔筋膜张肌内，在此处用超声可以看到其肌支和皮支。将探头放置于大腿前外侧，腹股沟韧带外侧缘下方 3～5cm 处（图 4.9）。

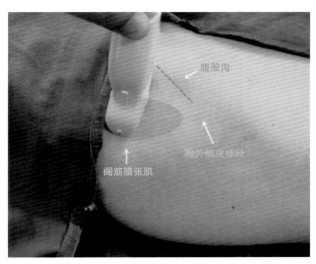

图4.9　探头位置

找到解剖标志：阔筋膜张肌，超声可以在阔筋膜张肌内及表面看见多个小的高回声结构——股外侧皮神经（图4.10）。

局麻药推荐用量：0.25%～0.3%罗哌卡因5mL。

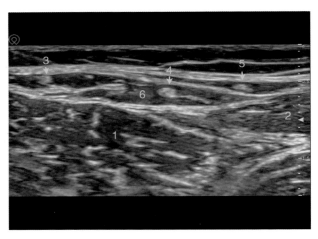

图 4.10 1：股直肌；2：缝匠肌；3~5：股外侧皮神经；
6：阔筋膜张肌

第5章

收肌管阻滞

概　述

收肌管阻滞的提出与股神经阻滞是相关的，股骨神经阻滞（FNB）传统上被用作膝关节置换术（TKA）后多模式镇痛策略的一部分。然而，FNB与股四头肌无力延迟活动相关。与FNB相比，收肌管阻滞（ACB）对股四头肌力量影响更小，同时也可以提供较好的术后镇痛，这使人们对ACB的兴趣越来越浓。

一般认为，内收肌管是一条从股三角尖部延伸至内收肌间隙的肌肉筋膜隧道。管的外侧是股内侧肌，内侧是大收肌和长收肌，上方是缝匠肌。收肌管是股三角的延续。腹股沟韧带、缝匠肌的内侧缘和长收肌的内侧缘构成了股三角。

收肌管的开始(入口)应该是位于缝匠肌的内侧缘和长收肌的内侧缘相交处,即股三角出口的延续(图 5.1)。而结束(出口)是在大收肌腱板与股骨所构成的收肌腱裂孔。在超声下我们可以看到大收肌腱板的出现,并跨越股动脉(图 5.2)。

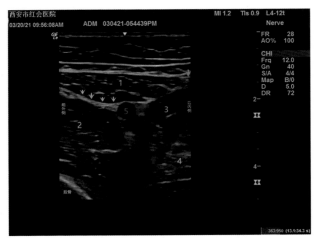

图 5.1 1:缝匠肌;2:股内侧肌;3:长收肌;4:大收肌。黄色箭头提示收肌管内神经丛。蓝色箭头提示缝匠肌的内侧缘与长收肌的内侧缘交汇点,即收肌管入口

收肌管内存在的神经比较复杂，有着较大的解剖变异。收肌管内包含股血管、隐神经（感觉）及股内侧肌支（NVM）的神经（运动和感觉）（图5.2）。然而，收肌管内也可能包含股内侧皮神经（感觉）和闭孔神经前皮支。收肌管的一个重要特点是收肌管内有一层血管收肌膜，因此收肌管内的间隙不完全相通（图5.3）。

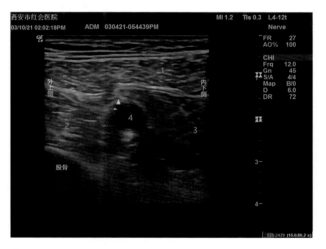

图5.2　1：缝匠肌；2：股内侧肌；3：大收肌；4：肌动脉。注：黄色三角所示大收肌腱板出现，股动脉开始远离缝匠肌

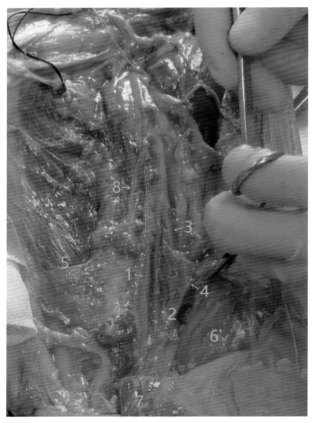

图 5.3 1：股动脉；2：隐神经；3：股内侧肌支；4：血管收肌膜；5：长收肌；6：股内侧肌；7：缝匠肌（已被切断并翻开）

　　在冰鲜标本上，我们看到隐神经和股内侧肌支收肌都位于动脉外侧，同时可以看到股内侧肌膜，但隐神经和股内侧肌支神经并不在一个间隙内，血管收肌膜将它们分隔开。在超声下血管收肌膜难以识别（图5.4）。

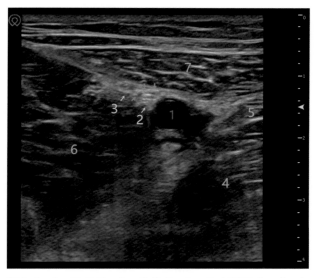

图5.4　1：股动脉；2：隐神经；3：股内侧肌支；4：大收肌；5：长收肌；6：股内侧肌；7：缝匠肌。蓝色箭头所示高回声的一层筋膜应是血管收肌膜

隐神经在收肌管内下行的过程中，会逐渐跨越股动脉，由动脉外侧走行到股动脉的内侧，大多数情况下，隐神经会从缝匠肌和股薄肌之间穿出，走行至皮下。

操作方法

　　在临床操作收肌管阻滞（主要阻滞隐神经）时患者取仰卧位，大腿轻度外旋，探头大多放置于大腿中下 1/3 左右段前内侧区（图 5.5）。

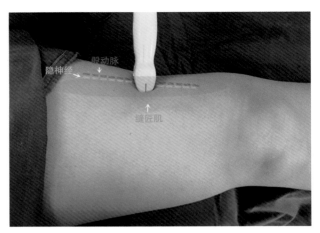

图 5.5　探头位置

　　找到解剖标志：股动脉、缝匠肌、内收肌、长收肌、大收肌。把局麻药推注到收肌管内，即股动脉周围，10 ~ 20mL 的 0.4% 罗哌卡因即可以很好地阻滞隐神经（图 5.6）。在注射药液后，可以清楚地看到隐神经（图 5.7）。之后隐神经在缝匠肌深面下行（图 5.8）。

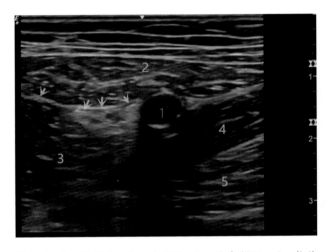

图 5.6　1：股动脉；2：缝匠肌；3：股内侧肌；4：长收肌；5：大收肌。黄色箭头所示收肌管内神经。股动脉旁高回声结构为隐神经；而股内侧肌与缝匠肌间多个高回声结构是股内侧肌支

收肌管阻滞时要注意避免损伤股动脉，有时候可能有膝降动脉在收肌管内从股动脉发出，进入股内侧肌，在阻滞时也需要注意避免损伤股内侧肌里的膝降动脉。

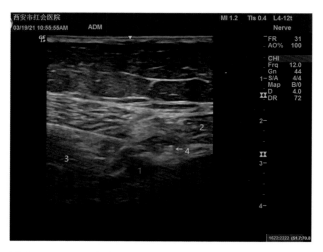

图 5.7　1：股动脉；2：缝匠肌；3：股内侧肌；4：隐神经

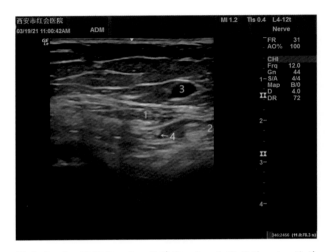

图5.8 1：缝匠肌；2：股薄肌；3：大隐静脉；4：隐神经。注：探头放置于股骨内髁上方

扫一扫，看视频

第 6 章

闭孔神经阻滞

概　述

闭孔神经由 $L_2 \sim L_4$ 神经前支构成，为混合神经，主要负责支配大腿内收肌群的收缩及腘窝内侧皮肤的感觉。一般来说，闭孔神经沿小骨盆侧壁至闭孔管穿出骨盆，随后分为前、后支。前支在长、短收肌间，后支行于短收肌和大收肌间（图 6.1）。目前，闭孔神经阻滞主要应用于经尿道膀胱肿瘤切除手术（TURBT）中，对于 TURBT 手术，如果患者采用的是椎管内麻醉，术中电切肿瘤所产生的感应电流刺激靠近膀胱侧壁的闭孔神经可能会诱发其支配的大腿内收肌群痉挛，称为闭孔神经反射。闭孔神经反射会使患者大腿突然猛烈地内屈内收，影响手术的正常进行，甚至会导致严重的并发症，如膀胱穿孔、大出血、膀胱邻近脏器损伤等。因此，有人采用闭孔神经阻滞（ONB）技术防止TURBT术中闭孔神经反射的发生，并取得了良好的疗效。

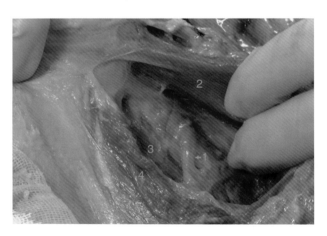

图 6.1　1：闭孔神经（前支）；2：耻骨肌；3：短收肌；4：长收肌；5：耻骨联合

操作方法

患者取仰卧位，大腿稍外展并外旋。在闭孔神经阻滞远端入路中，将探头沿腹股沟折痕放置于股静脉内侧，垂直于皮肤（图6.2）。

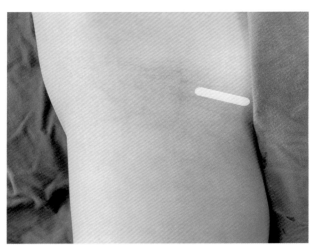

图6.2 探头位置

用线阵超声探头定位股动脉和股静脉，然后向内侧及远端移动线阵探头，找到耻骨肌、长收肌和短收肌，并在长收肌与内收肌之间辨

识筋膜间隙，找到闭孔神经前支，穿刺针刺入
筋膜间层后注射局麻药。然后定位短收肌和大
收肌，并辨识位于两者之间的筋膜间层及闭孔
神经后支，同样在筋膜间层注射局麻药（图
6.3）。局麻药推荐用量：0.3% ~ 0.4% 罗哌卡因
10 ~ 15mL。

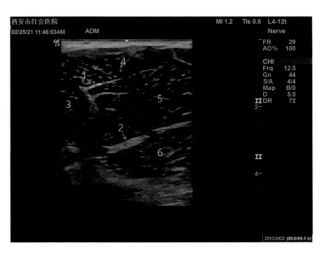

图 6.3　1：闭孔神经前支；2：闭孔神经后支；3：耻骨
肌；4：长收肌；5：短收肌；6：大收肌

　　此时将探头旋转 90°（图 6.4），可以切到闭
孔神经长轴（图 6.5）。

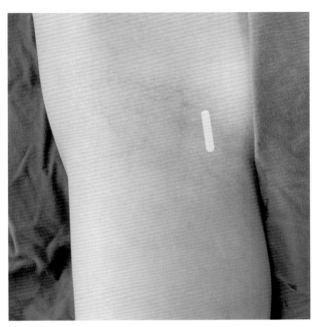

图6.4　探头位置

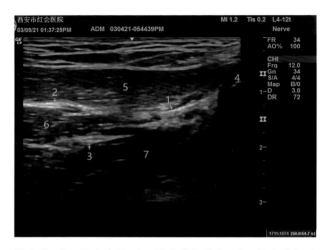

图6.5　1：闭孔神经；2：闭孔神经前支；3：闭孔神经后支；4：耻骨；5：长收肌；6：短收肌；7：大收肌

第 7 章

骶丛神经阻滞

概 述

骶丛神经由 $L_4 \sim L_5$ 神经根的前支及 $S_1 \sim S_3$ 脊神经构成，骶丛神经包括臀上神经、臀下神经、股后皮神经及坐骨神经。坐骨神经由梨状肌下孔离开骨盆出现在臀部(图 7.1)。

适应证

1. 大腿后侧及膝关节以下小腿手术麻醉。
2. 下肢神经血管性疾病的疼痛治疗。
3. 臀部、坐骨神经痛治疗。

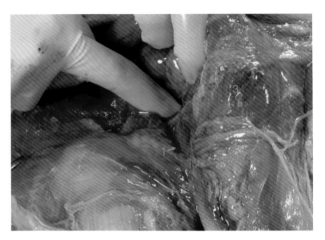

图 7.1 1：坐骨神经；2：股后皮神经；3：臀大肌；4：梨状肌。注：手指所指为梨状肌下孔

4. 骶丛神经阻滞联合腰丛神经阻滞可以用于髋部及下肢手术。

操作方法

骶丛神经阻滞时，患者一般采用侧卧位或俯卧位（图 7.2）。

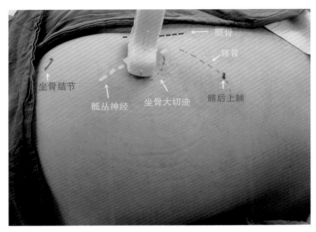

图7.2 探头位置

先将探头沿髂后上棘与坐骨结节连线由头侧向骶侧移动，超声开始显示的是一条连续骨线（髂骨），之后骶骨出现，在髂骨与骶骨之间可以看见椭圆形高回声影，即骶丛神经（图7.3）。

局麻药推荐用量：0.3% ~ 0.4%罗哌卡因20mL左右。

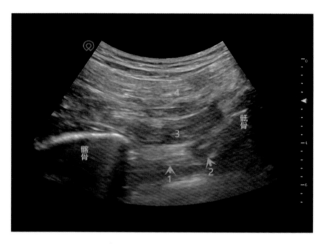

图 7.3　1：骶丛神经；2：骶丛伴行血管；3：梨状肌；4：臀大肌

扫一扫，看视频

第 8 章

坐骨神经阻滞

概　述

坐骨神经是骶丛神经的最大分支。在臀区，坐骨神经走行于臀大肌深面，沿股骨大转子和坐骨结节的连线中点下行(图 8.1)。

适应证

常联合股神经、腰丛神经或隐神经阻滞，以满足小腿与大腿后侧的手术及膝关节手术的术后镇痛。

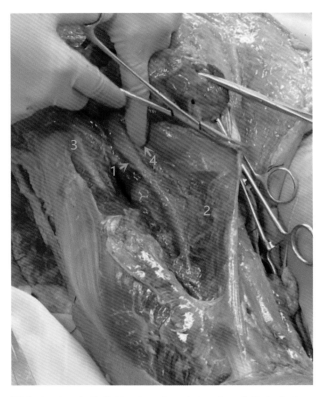

图 8.1 1：坐骨神经；2：股二头肌；3：股骨大转子；4：坐骨结节。注：臀大肌已切断

操作方法

患者处于俯卧位或侧卧位。

选择低频探头，放置于坐骨结节与股骨大转子之间（图 8.2）。在臀大肌深处可见一椭圆形的高回声结构，即坐骨神经（图 8.3）。

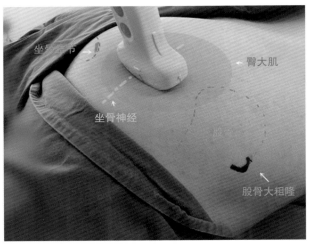

图 8.2　探头位置

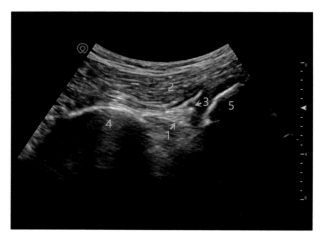

图8.3　1：坐骨神经；2：臀大肌；3：臀下动脉；4：股骨大转子；5：坐骨结节

局麻药推荐用量：0.4% 罗哌卡因 20 ~ 30mL。

扫一扫，看视频

腘窝入路坐骨神经阻滞

在临床工作中，我们也可以选择在腘窝处实施坐骨神经阻滞，其优点在于患者可以使用仰卧位，无须改变体位。而且腘窝处的坐骨神经位置比较浅，高频探头可以满足操作需要。

坐骨神经在股后区沿着股二头肌长头的深面下行到腘窝，在腘窝处分为2支，外侧支为腓总神经，内侧支为胫神经（图8.4）。对于小腿手术，我们最常选择的就是腘窝入路坐骨神经阻滞。

操作方法

患者取仰卧位（患肢抬高）或俯卧位。

将高频探头放置于大腿后侧、腘窝顶点上方（图8.5），坐骨神经的外上侧为股二头肌，内侧为半腱肌、半膜肌，在股二头肌与半腱肌、半膜肌之间可见一个椭圆形、蜂窝状高回声的结构，即坐骨神经（图8.6）。探头继续向尾端滑动，可以看见坐骨神经分成了腓总神经和胫神经(图 8.7)。

局麻药推荐用量：$0.4\% \sim 0.5\%$ 罗哌卡因 $25 \sim 30\text{mL}$。

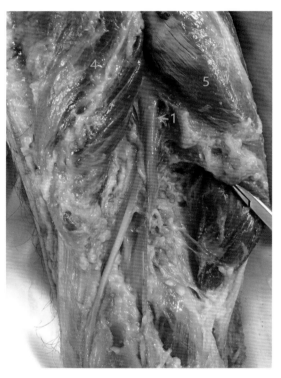

图 8.4　1：坐骨神经；2：腓总神经；3：胫神经；
4：股二头肌（长头）；5：半腱肌

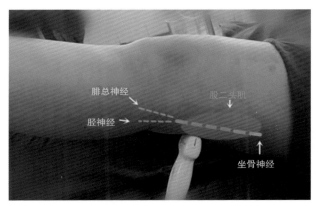

图 8.5　探头位置。注：患侧肢体被抬高

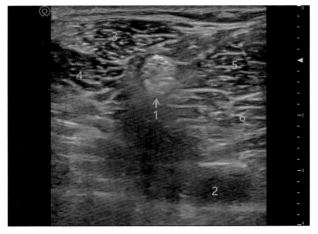

图 8.6　1：坐骨神经；2：腘动脉；3：股二头肌长头；
4：股二头肌短头；5：半腱肌；6：半膜肌

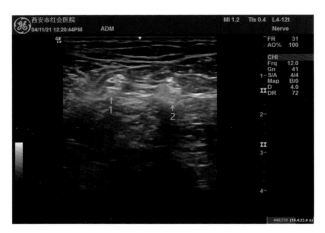

图 8.7　1：腓总神经；2：胫神经

扫一扫，看视频

第 9 章

髂筋膜间隙阻滞

概　述

　　髂筋膜是指覆盖于髂腰肌表面的筋膜，属于腹内筋膜的一部分。髂筋膜起自髂嵴的上外侧，向内侧与脊柱和骶骨上部相连接；髂筋膜间隙指的是髂筋膜与髂腰肌之间的潜在腔隙，其与腰大肌筋膜所形成的筋膜鞘相延续。腰丛的三大主干分支股神经、闭孔神经和股外侧皮神经在其起始部位均紧贴髂筋膜后方走行，同位于髂筋膜间隙内。在腹股沟区，髂筋膜被阔筋膜所覆盖。

适应证

对于髋部及股骨的手术有良好的镇痛效果。髂筋膜间隙阻滞的效果主要取决于穿刺部位及局部麻醉药物的剂量，局麻药的扩散范围是剂量依赖性的，对于术后镇痛而言，容量比浓度更为重要。通常根据手术及患者的情况给予0.25%～0.3%罗哌卡因30～40mL行髂筋膜间隙阻滞，均可获得良好的镇痛效果。

操作方法

临床上髂筋膜阻滞的位点有多种方式，药物注射在正确的间隙位置都可以获得良好的镇痛效果。我们介绍其中一种：髂前上棘内侧斜矢状位髂筋膜间隙阻滞。

患者取仰卧位。操作者站于穿刺侧，使用线阵探头（高频探头），将超声探头紧贴患者的髂前上棘内侧，斜矢状位，略偏向于肚脐（图9.1），识别探头最外后侧的骨性声影——髂骨，在髂骨表面附着的长条状低回声结构为髂肌，在髂肌表面的高回声影即为髂筋膜。在髂肌内侧有腹内斜肌（浅层）和腹横肌（深层）相连，在髂筋膜的上方可以观察到旋髂深动脉（图9.2），旋髂深动脉位于腹横筋膜和髂筋膜之间。确定好髂筋膜间隙位置后，用平面内技术进行穿刺操作，注射局麻药后，可以观察到药液沿着髂肌表面向内下方扩散。

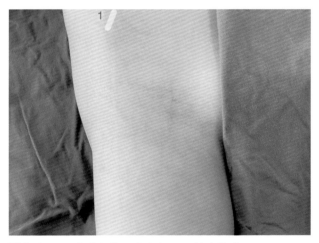

图9.1　1：髂前上棘。白色标识示探头位置

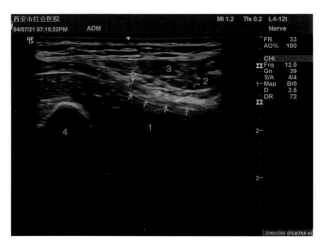

图 9.2 1：髂肌；2：腹横肌；3：腹内斜肌；4：髂骨；
5：旋髂深动脉。黄色箭头示髂筋膜间隙

扫一扫，看视频

第 10 章

踝部神经阻滞

概　述

踝部由 5 根神经支配，包括 2 根深部神经，即胫神经和腓深神经；3 根浅部神经，即腓浅神经、腓肠神经和隐神经。

胫神经阻滞

胫神经是坐骨神经的分支，与腘动静脉一起经比目鱼肌肌腱弓的深面进入小腿，在小腿的上半部分走行于胫骨后肌的浅面；在踝部，胫神经伴行胫后动静脉，位于内踝和跟腱之间

（图 10.1）。胫神经是踝部 5 根神经中最粗大的
神经，在内踝下分为 2 个主要分支，足底内侧
神经和足底外侧神经，支配足底的皮肤、肌肉
和骨骼。

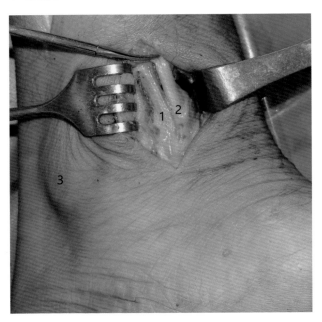

图 10.1　1：胫后血管；2：胫神经；3：内踝

操作方法

患者仰卧位，小腿轻度外旋。操作者把线阵探头放置于内踝关节近端（图10.2）。找到解剖标志：胫后动脉，在动脉后方可见一个椭圆形高回声的蜂窝状结构，即胫神经（图10.3）。

局麻药推荐用量：0.3% ~ 0.35% 的罗哌卡因 10 ~ 15mL。

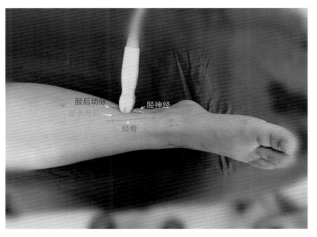

图 10.2　探头位置

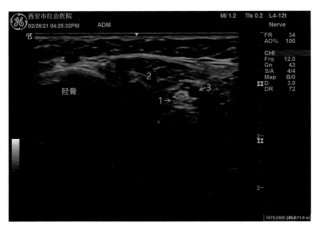

图10.3 1：胫神经；2：趾长屈肌；3：胫后动脉

扫一扫，看视频

腓深神经阻滞

腓总神经的分支之一，在腓骨头处分出腓深神经和腓浅神经，腓深神经走行于腓骨和腓骨长短肌之间，然后进入胫腓骨之间，在𧿹长伸肌与胫骨前肌之间下行，与胫前动静脉伴行（图10.4）。

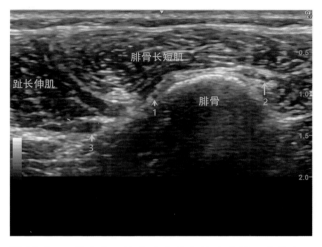

图10.4　5岁儿童，探头放置于小腿后外侧，腓骨头下方。1：腓深神经；2：腓前神经；3：胫前动脉

　　我们在冰鲜标本做踝部的腓深神经解剖，皮肤纵向切开后分离开跗长伸肌和胫骨前肌，可以看见肌肉深部的神经，即腓深神经（图10.5、图10.6）。

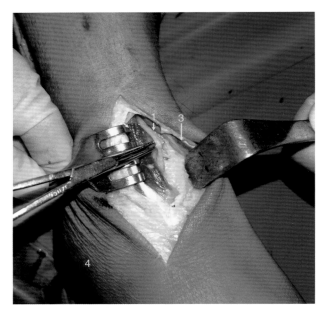

图 10.5　1：腓深神经；2：姆长伸肌；3：胫骨前肌；
4：外踝

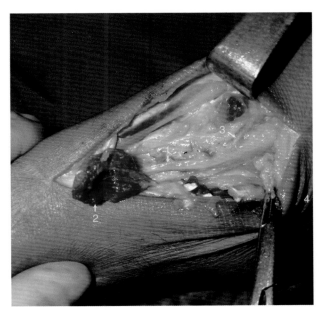

图 10.6　1：腓深神经；2：踇长伸肌（已切断）；3：腓深神经分支；4：外踝

操作方法

在临床上做腓深神经阻滞的时候，患者取仰卧位，将线阵探头放置于内外踝连线水平的上方 1～3cm 处（图 10.7）。

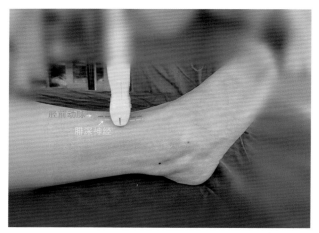

图 10.7　探头位置

　　在蹞长伸肌和胫骨前肌之间，胫前动脉旁可见一个较高回声的结构，即腓深神经。腓深神经与胫前动脉的关系并不绝对固定，腓深神经可能位于动脉的内外侧，甚至在动脉的前方。多数情况下，腓深神经会从内侧跨越胫前动脉后走行于动脉外侧（图 10.8）。

　　局麻药推荐用量：0.3% ～ 0.35% 的罗哌卡因 5mL。

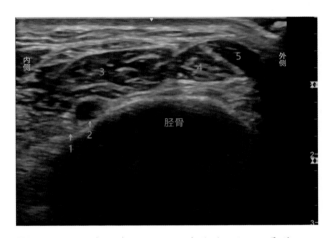

图10.8　1：腓深神经；2：胫前动脉；3：胫骨前肌；4：踇长伸肌；5：趾长伸肌

扫一扫，看视频

腓浅神经阻滞

腓浅神经是腓总神经的分支之一，是混合神经，有运动支（腓骨长肌支、腓骨短肌支），

还有皮肤感觉支(足背内侧皮神经和足背中间皮
神经)。在腓骨头下方腓总神经处分为腓深神经
和腓浅神经，腓浅神经走行于腓骨和腓骨长短
肌之间，然后下行进入腓骨长肌和腓骨短肌之
间，在小腿下 1/3 左右处走行于腓骨长短肌和
趾长伸肌之间，位于深筋膜层的深面，成为皮
神经。腓浅神经在腓骨长短肌和趾长伸肌之
间与深筋膜层这个三角形区域下行一段距离，
然后穿出深筋膜层，偶尔也能走行于趾长伸
肌的深筋膜层之间，然后穿出深筋膜，走行
于浅筋膜层。

我们在做冰鲜标本的腓浅神经解剖时，应
用超声直接在体表上定位神经，沿定位线划开
皮肤，即可见腓浅神经。腓浅神经位于趾长伸
肌、腓骨长短肌与深筋膜层的三角形凹槽内(图
10.9)，我们可以看到神经沿着趾长伸肌向内上
方向下行，穿出深筋膜，走行于浅筋膜层(图
10. 10)。

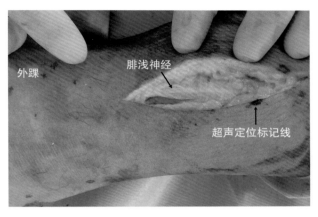

图 10.9　腓浅神经位于趾长伸肌、腓骨长短肌和深筋膜层的三角形凹槽内

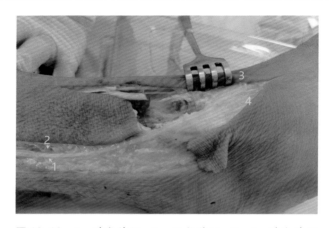

图 10.10　1：腓浅神经；2：趾长伸肌；3，4：腓浅神经分支。注：腓浅神经在外踝内上方穿出深筋膜层走行于皮下

操作方法

　　患者取仰卧位，操作者把线阵探头放置于小腿外侧、小腿中下 1/3 处与外踝之间（图 10.11）。

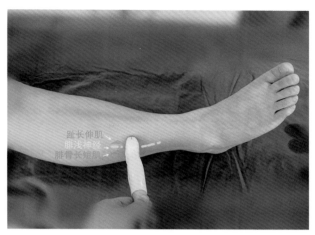

图 10.11　探头位置

　　找到解剖标志：腓骨、腓骨长短肌。趾长伸肌位于腓骨长短肌的前内侧，在腓骨长短肌与趾长伸肌之间，深筋膜的下方可找到腓浅神经(图 10.12)。腓浅神经下行一段距离后，穿出深筋膜，走行于皮下浅筋膜层(图 10.13)。

　　在超声图像上腓浅神经可以呈现为小的较高回声的蜂窝状结构，也可以表现为小的低回声结构。临床上，腓浅神经的超声回声强弱有较大的差异性。

局麻药推荐用量：0.3% ~ 0.35% 的罗哌卡因 5mL。

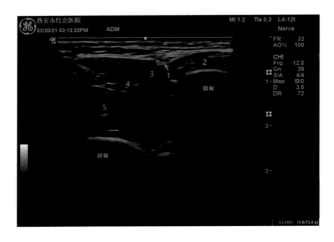

图 10.12　1：腓浅神经；2：腓骨长短肌；3：趾长伸肌；4：蹽长伸肌；5：胫骨前肌。注：探头在小腿中下1/3处

扫一扫，看视频

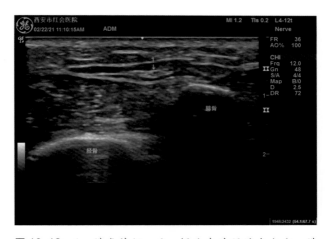

图 10.13 1：腓浅神经。注：探头在外踝的内上方，腓浅神经已经穿出深筋膜层

腓肠神经阻滞

腓肠内侧皮神经在小腿中部穿出深筋膜与腓肠神经交通支吻合，形成腓肠神经，与小隐静脉伴行。支配小腿后部和足前外侧皮肤感觉，腓肠神经支配的足部皮区范围有较大的差异性，从第 3、4 跖骨到足外侧缘的皮区都有可能。

我们在做冰鲜标本的腓肠神经解剖时，应用超声直接在体表上定位神经，沿定位线划开皮肤，即可见腓肠神经（图 10.14、图 10.15）。我们在标本上观察到腓肠神经在外踝上方分为 2 支：外侧支走行于足外侧缘，内侧支走行至第 3、4 跖骨间。

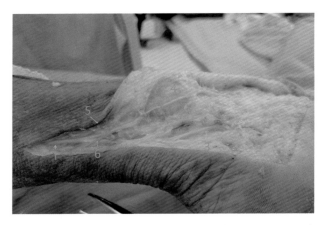

图 10.14　1：腓肠神经；2，3：腓肠神经分支；4：外踝；5：超声定位线；6：小隐静脉

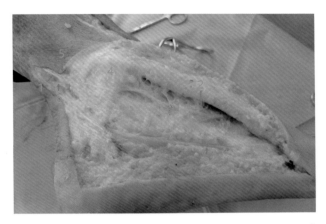

图 10.15　1：腓肠神经；2，3：腓肠神经分支；4：外踝；5：超声定位线；6：小隐静脉

操作方法

患者取仰卧位，将小腿垫高，轻度内旋。探头放置于外踝近端，小腿外后侧（图 10.16）。

找到解剖标志：小隐静脉。在静脉旁可见一椭圆形较高回声的蜂窝状结构，即腓肠神经（图 10.17）。

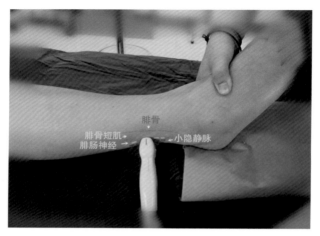

图 10.16 探头位置

    局麻药推荐用量：0.3%～0.35% 的罗哌卡因 5mL。

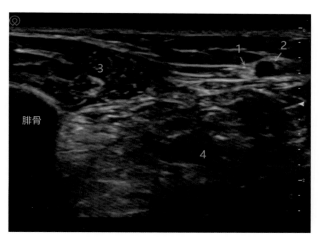

图10.17 1：腓肠神经；2：小隐静脉；3：腓骨短肌；4：比目鱼肌

扫一扫，看视频

隐神经阻滞

隐神经是股神经的终末感觉分支，主要支

配区域是小腿的内侧面和足的内侧面。在小腿的下 1/3 处和内踝之间，隐神经与大隐静脉紧密伴行，神经与血管的位置并不固定，隐神经可能位于静脉的前侧、后侧和深处。

我们在做冰鲜标本的隐神经解剖时，应用超声直接在体表上定位神经，沿定位线划开皮肤，在大隐静脉旁即可见隐神经（图 10.18）。

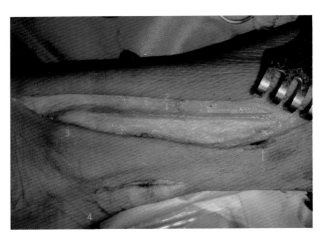

图 10.18　1：隐神经；2：大隐静脉；3：内踝；4：跟腱；5：超声标记线

操作方法

在临床上做踝部隐神经阻滞的时候，我们选择的位置一般都在内踝上方至小腿的下 1/3 处，探头放置于小腿的内上侧（图 10.19）找到大隐静脉，在静脉旁找圆形高回声结构，即隐神经（图 10.20）。

局麻药推荐用量：0.3% ~ 0.35% 的罗哌卡因 5mL。

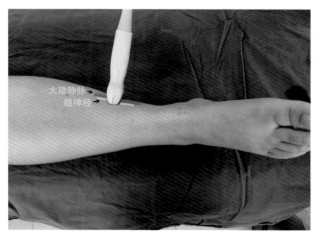

图 10.19 探头位置

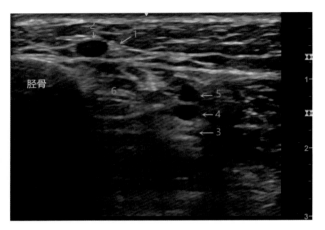

图 10.20　1：隐神经；2：大隐静脉；3：胫神经；4：胫后动脉；5：胫后静脉；6：踇长屈肌

扫一扫，看视频

总 结

对于足部手术，我们选择的踝部神经阻滞使用的是"3＋N"的方式，即胫神经、腓深神经、腓浅神经是必须阻滞的。如果手术部位在足的内侧，如姆外翻矫形手术，我们选择阻滞胫神经、腓深神经、腓浅神经＋隐神经；如果是足的外侧，如第4、5跖骨骨折，我们选择阻滞胫神经、腓深神经、腓浅神经＋腓肠神经。对于手术范围较大的足部手术，我们建议对这5根神经都做好阻滞。

在临床应用中，踝部神经阻滞是可以满足足部手术的，尤其是足前部手术。患者手术后下肢（大腿及小腿）的肌力不受影响，同时可以提供较长时间的术后镇痛，患者的舒适度会较高，但这种阻滞方式无法常规使用止血带，会对手术医生带来一定的困扰，我们的解决方法是使用取血带缠绕在患者的踝部，这样也可以获得良好的术中止血效果。

第 11 章

胸椎旁阻滞

解剖与概述

胸椎旁间隙（TPVS）是一个楔形间隙，位于脊柱两侧，其左侧比右侧宽。胸膜壁层形成前外侧边界，基底层由椎体后外侧、椎间盘、椎间孔及其内容物组成。肋横突上韧带从上横突的下缘延伸到下横突的上缘，形成 TPVS 的后壁。TPVS 含有脂肪组织、肋间（脊神经前支）神经、脊神经背支、肋间血管、联络支及交感神经链的前部。TPVS 中的脊神经没有筋膜鞘，这使它们特别容易被局麻药阻滞，肋间神经和血管位于胸内筋膜后面。

适应证

主要用于胸部和后背部的急、慢性疼痛治疗，如常用于开胸手术、胸腔镜手术、乳腺手术、肋骨骨折、乳腺癌根治术、带状疱疹及肩胛骨手术等。

禁忌证

TPVB 的禁忌证主要包括穿刺部位污染、凝血障碍、患者拒绝接受。而相对禁忌证包括脊柱后凸畸形、胸椎手术后、胸廓畸形等解剖结构异常。

操作方法

旁正中矢状面（paramedian sagittal plane）

患者取侧卧位或俯卧位，医生用探头从第

12肋开始向头侧扫查，探头长轴与脊柱方向平行（图11.1），定位出阻滞节段。由内侧向外侧平行移动探头依次可见棘突、关节突、横突与横突间隙、肋横突关节、肋骨与肋间隙（图11.2）。

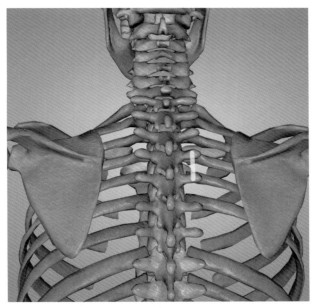

图11.1　白色标识示探头位置

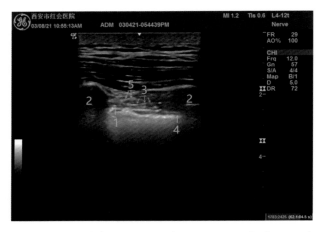

图 11.2　1：椎旁间隙；2：横突；3：肋间内膜；4：胸膜；5：肋横突上韧带

可选用平面外进针技术，穿刺针选择由外侧向内侧进针。穿刺针进入椎旁间隙后回抽无血和气体时可以注药，药物注射时可以看到胸膜下压的征象（图 11.3）。

单点注射：0.3% ~ 0.4% 罗哌卡因 10 ~ 15mL；多点注射：每个节段 5mL。

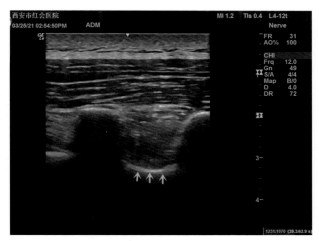

图11.3 白色箭头示胸膜下压

斜轴位横断面(transverse)

患者取侧卧位或俯卧位,定位好脊柱节段后,将超声探头放置与肋骨平行,与脊柱成斜轴位(图11.4)。探头长轴沿肋间隙扫描可见内侧为横突,外侧斜坡样高回声影为胸膜,并可见胸膜滑动征,浅部可见肋横突上韧带(图11.5)。

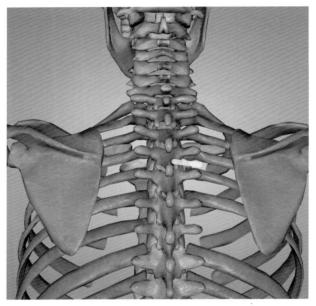

图 11.4 白色标识示探头位置

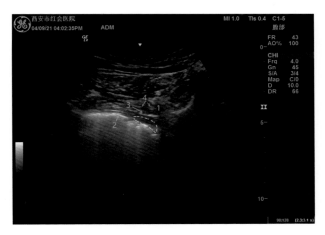

图 11.5　1：横突；2：胸膜；3：肋间内膜；4：肋横突上韧带。黄色虚线所示区域为椎旁间隙

　　采用斜轴位横断面扫描胸椎旁时，我们可以选择从外侧进针，使用平面内进针技术。确保穿刺针进入椎旁间隙后穿刺针回抽无血和气体时可以注药，注射药液时可看到胸膜下压征。

　　单点注射：0.3% ~ 0.4% 罗哌卡因 10 ~ 15mL；多点注射：每个节段 5mL。

并发症

TPVB 的并发症与胸椎旁间隙中的解剖结构有关，包括气胸、血胸、硬膜外扩散、脊神经损伤、局麻药鞘内甚至全脊髓麻醉等。

扫一扫，看视频

第 12 章

腰丛神经阻滞

概　述

　　腰丛由第 12 胸神经（T_{12}）前支的一部分、第 1 ~ 3 腰神经（L_1 ~ L_3）前支及第 4 腰神经（L_4）前支的一部分组成。腰大肌起自腰椎的前外侧及横突，腰椎的脊神经根离开腰椎间孔进入腰大肌内，构成腰丛神经，最终穿出腰大肌，形成多个腰丛神经的分支：股神经、髂腹下神经、髂腹股沟神经、股外侧皮神经、闭孔神经。腰丛神经阻滞也叫腰大肌间隙阻滞。

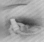

适应证

可用于髋部、大腿前部和膝部的手术镇痛。联合骶丛神经阻滞可完成髋部及整个下肢的复杂手术。

操作方法

腰丛神经位置较深，阻滞的时候一般选择低频探头。患者处于侧卧位或俯卧位，常见的腰丛神经阻滞方法有以下几种：

旁正中矢状长轴切面

探头与脊柱长轴平行，旁开脊柱棘突 3 ~ 4cm（图 12.1），找到横突，横突为高回声，其后方呈黑色声影，横突间可见腰大肌，在腰大肌中可见到条索状的高回声结构，即腰丛神经。这也叫"三叉戟"征（图 12.2）。

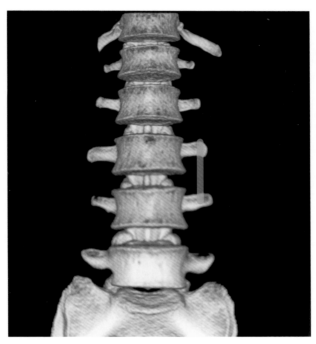

图 12.1　绿色标识示探头位置

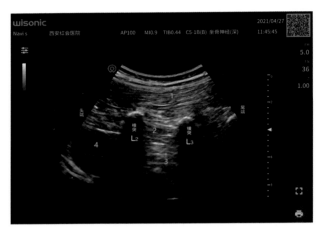

图 12.2　　1：竖脊肌；2：腰大肌；3：腰丛神经；
4：肾脏

斜旁正中短轴切面

　　探头与脊柱长轴垂直，放置于腰椎棘突旁
3～5cm处（图 12.3）。我们可以看到腰椎的关节
突或横突，此时探头可以稍微向头端或尾端移
动，以避开横突，获得横突之间的椎旁间隙图
像（图 12.4）。

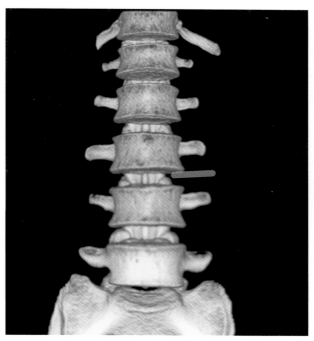

图 12.3　绿色标识示探头位置

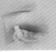

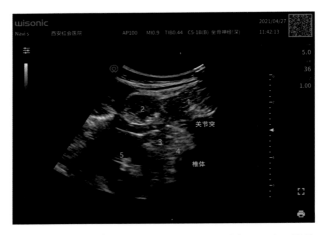

图 12.4　1：竖脊肌；2：腰方肌；3：腰大肌；4：腰丛神经；5：肾脏

三叶草法

探头在髂骨侧翼、髂嵴正上方进行横断面扫描，在 L_4 横突水平（图 12.5），我们可以清楚地看到竖脊肌、腰大肌、腰方肌、横突，获得"三叶草"的超声图像（图 12.6）。看到横突后，将超声探头稍微向尾端或头端移动，避开横突（图 12.7），然后进行穿刺。

局麻药推荐用量：0.35% ~ 0.4% 罗哌卡因 20 ~ 30mL。

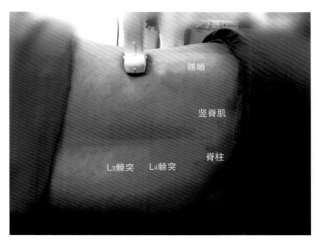

图 12.5　探头位置

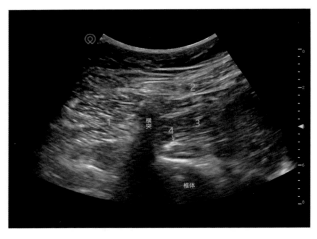

图 12.6　1：竖脊肌；2：腰方肌；3：腰大肌；4：腰丛神经

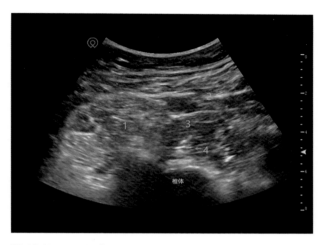

图 12.7　1：竖脊肌；2：腰方肌；3：腰大肌；4：腰丛神经

扫一扫，看视频